LaPanouse

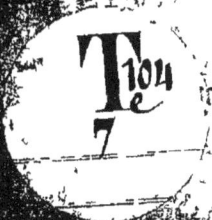

T. 660.
G.E.V.æ.

TRAITÉ

SUR

L'EMBONPOINT

OU

OBÉSITÉ,

MOYENS DE LE PRÉVENIR ET DE LE COMBATTRE ;

Par Léon de La Panouse,

DOCTEUR EN MÉDECINE.

> Comme il y a eu quantité de remèdes qui
> se sont trouvés véritables par la connaissance
> même des plus grands hommes, la créance
> des hommes s'est pliée par là. (Pascal.)

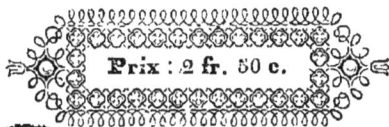

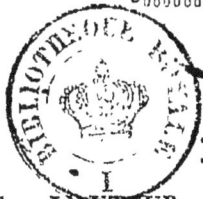

Prix : 2 fr. 50 c.

BIBLIOTHÈQUE ROYALE

PARIS,

Chez L'AUTEUR, RUE DE LA CHAUSSÉE-D'ANTIN, 50.
ET chez DENTU, AU PALAIS-ROYAL, GALERIE D'ORLÉANS.

1837.

Seront réputés contrefaits les exemplaires
non revêtus de notre signature.

TRAITÉ

SUR

L'EMBONPOINT

OU OBÉSITÉ.

--- -- -----

CONSIDÉRATIONS SUR LA POLYSARCIE OU EMBONPOINT.

Le tableau de l'espèce humaine offrirait moins de détails et de variations sous le rapport de santé, ou de maladie, si chacun de nous avait hérité de ses pères de leur constitution. Car telle est notre persuasion, que si l'on pouvait remonter à l'origine du genre humain, et déterminer les différentes maladies auxquelles il a été en proie à chaque siècle, on ver-

rait qu'elles iraient toujours en dimi-
nuant insensiblement, jusqu'à ce qu'on
fût parvenu à l'homme qui fut le père
des habitants de notre globe.

En effet, le changement de climat, de
nourriture et de genre de vie, les passions,
enfants de l'état social, n'ont pas peu con-
tribué à modifier la constitution primi-
tive de l'homme ; et quiconque pourrait
mettre en parallèle un homme de nos
jours avec un des premiers colons qui
cultiva, il y a six mille ans, les plai-
nes de Sennahar, aurait de la peine à
croire que le premier descend du second,
tant il trouverait que ce ruisseau aurait.
perdu de sa limpidité en s'éloignant de sa
source.

Je ne puis me faire une idée plus
exacte de l'espèce humaine, considérée
sous ce rapport, qu'en la comparant à un

arbre : prenons, si l'on veut, pour terme de comparaison l'antique Baobab. Son tronc droit, sain et vigoureux soutient deux branches aussi droites et aussi vigoureuses que lui. De celles-ci s'en échappent plusieurs autres robustes sans doute, mais qui ne peuvent point soutenir de parallèle avec le tronc; et en allant de celles-ci jusqu'aux dernières ramifications, on en trouvera de tortueuses, de desséchées, et d'autres qui, détachées par les vents, gisent dans la forêt, et laissent à peine entrevoir quelques vestiges de leur origine.

Vouloir examiner l'espèce humaine à chaque siècle, et suivre, pour ainsi dire, le fil à la main toutes les modifications qu'elle a subies depuis son origine jusqu'à nos jours, serait vouloir sonder une mer sans fond. Toujours est-il vrai que

l'homme est moins robuste dans l'état ci-
vilisé que dans l'état sauvage, qu'il
existe, proportions gardées, plus de maladies dans nos grandes villes que dans
les campagnes. D'où je puis conclure que
l'homme, s'éloignant de l'état de nature,
s'est éloigné des moyens qui pouvaient
lui assurer une vie longue et exempte
des maux qui la rendent désagréable.

Les médecins, qui, par leur profession
et la voix de leur conscience, sont appelés
à ramener à cet état d'harmonie primi-
tive la constitution de l'homme dégé-
néré, ont à lutter, pour y parvenir, contre
des difficultés sans nombre. Heureux si,
après être arrivés au but désiré, ils
peuvent emporter avec eux dans la tombe
la douce consolation de savoir qu'ils ont
vécu estimés et honorés de leurs concitoyens.

L'état naturel de l'homme est la santé ; les maladies auxquelles il est exposé sont des effets dont les causes sont, ou en lui-même, ou dans les agents extérieurs qui l'environnent. La santé parfaite demande l'équilibre de tous les tempéraments. Si l'un d'eux prédomine, il y aura prédisposition à maladie. Ce sont là pour nous les causes internes. C'est parmi celles-ci que nous avons cherché à payer à la médecine le tribut de recherches et de travail qu'elle a lieu d'attendre de chacun de nous.

Dans l'état social, chez un tempérament lymphatique se développe facilement un mode de vie qui, s'il ne constitue pas une maladie, peut du moins être regardé comme une mère féconde de désagréments, d'incommodités, je dirai même de morts tragiques : je veux parler

de la *polysarcie , obésité* ou *embonpoint*.
Ces trois mots ont la même signification.
Dans le cours de cet opuscule, je m'abs-
tiendrai autant qu'il me sera possible
des termes de la science, afin de me rendre plus intelligible; chose que je n'aurais
pas faite si j'avais écrit seulement pour
mes confrères.

La polysarcie, ou embonpoint, est cet
état du corps dans lequel ses différentes
parties ont acquis des dimensions supé-
rieures à celles que l'on observe commu-
nément, par l'accumulation de la graisse
dans le tissu cellulaire. Le corps de
l'homme, pourvu qu'il ne soit pas parvenu à un état extrême d'émaciation,
contient plus ou moins de graisse, qui
dans le principe n'est autre chose qu'une
espèce de synovie déversée dans les cellules adipeuses, pour faciliter le *glisse-*

ment des organes qu'elle entoure ; et remarquons que cette graisse est très-abondante entre la peau et les muscles, aux reins et au cœur, organes essentiels et délicats, qui sans elle seraient bientôt enflammés par le frottement contre les organes voisins.

Lorsqu'il y a richesse, surabondance de cette synovie, c'est-à-dire lorsque la quantité produite dépasse la quantité employée, elle est déversée dans les cellules comme en réserve, et s'y condense en perdant par la transpiration les parties les plus déliées, jusqu'à ce qu'elle en soit retirée, soit par de longs jeûnes, soit par des maladies.

Il serait bien difficile de déterminer le point d'accumulation où il faut qu'elle parvienne pour constituer une maladie. Les enfants, dans les premiers mois qui suivent leur naissance, sont ordinairement chargés d'une certaine quantité de graisse, et cet état est la plupart du temps regardé comme une preuve de santé. Néanmoins quelquefois il arrive que par suite d'une alimentation trop succulente, ou sous l'influence de conditions organiques, la graisse s'accumule au point de gêner la respiration, la déglutition, de retarder la marche, et les faire paraître asthmatiques. Mais bientôt, lorsque l'enfant peut marcher, il y a en lui une plus grande usure de graisse, à cause de l'exercice rapide et souvent répété auquel il se livre à cet âge. Alors la petite machine organique trouve tout préparé dans le tissu cellulaire un suc propre à entretenir ses ressorts.

Cette graisse devenant liquide par l'augmentation de la chaleur, effet de l'exercice, facilite le glissement dans le rouage de l'organisation, lequel sans cela serait entravé ou suspendu par les inflammations. De plus, il est à croire qu'il s'en échappe une partie par les pores de la peau ; et ce qui semble le prouver, c'est l'état d'obésité plus fréquent dans le nord que dans le midi.

L'embonpoint diminue chez les enfants, à mesure qu'ils se donnent plus d'exercice, et qu'ils excitent plus la transpiration, à peu près jusqu'à l'âge de la puberté. Alors, elle reparaît chez l'homme pour lui donner cette figure mâle et énergique, qui doit inspirer le respect et la crainte dans la nouvelle carrière qu'il va parcourir ; chez la femme, pour arrondir ses formes et leur donner cette finesse et cette élégance qui font d'elle un ange de beauté, bien capable

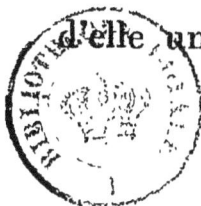

de captiver l'homme, cet hercule terrible, qui sans elle ne rêverait que sa massue.

Pour que la graisse soit plutôt un embellissement, qu'une incommodité chez l'homme et chez la femme, il faut qu'elle soit dans la proportion d'un vingtième avec le poids total du corps. Après cette proportion, la graisse constitue l'embonpoint.

L'embonpoint varie selon les individus. On en a vu chez qui la graisse s'était accumulée au point que le poids de leur corps s'élevait à quatre cents, six cents, et même huit cents livres (Dictionnaire de Médecine, tom. 17, p.366).

Qu'on n'aille pas croire que cette surabondance de graisse se développe à la suite d'une nourriture succulente et prise en quantité; nullement : les personnes

grasses, surtout les dames, mangent très-
peu, ne font qu'un léger repas par jour,
et cependant ne laissent pas de parvenir
à des dimensions démesurées. Ainsi, ce
mode d'être dépend plutôt de leur constitution et de leur organisation physique.

Qu'il nous soit permis de citer ici un
cas de polysarcie recueilli par un de nos
maîtres célèbres, M. Dupuytren, et relaté
au Journal de médecine et de chirurgie
de Corvisart, tom. XII, p. 262. Le sujet
de cette observation est madame Clay.
Lorsqu'elle fut l'objet des observations
du célèbre professeur, elle était âgée de
quarante ans, et présentait les dimensions suivantes : « Cinq pieds un pouce
» de hauteur et cinq pieds deux pouces
» de circonférence, mesurée au niveau
» de l'ombilic. Sa tête, petite pour le vo-

» lume de son corps, se perdait au milieu
» de deux énormes épaules, entre les-
» quelles elle semblait immobile. Son cou
» avait disparu, et ne laissait entre la tête
» et la poitrine qu'un sillon de plusieurs
» pouces de profondeur. Celle-ci avait
» une circonférence et des dimensions
» prodigieuses dans quelque sens qu'on
» l'examinât. En arrière, les épaules sou-
» levées par la graisse formaient deux
» larges reliefs. De sa partie antérieure
» pendaient deux seins de vingt pouces de
» circonférence à leur base, et dix pouces
» de largeur à partir de là jusqu'au ma-
» melon, et qui retombaient sur le ventre,
» qu'ils recouvraient jusqu'au nombril.
» Sur les côtés, le volume de graisse ra-
» massé sous les aisselles tenait les bras
» soulevés et écartés du corps ; le ventre,
» séparé de la poitrine par un large et

» profond sillon et surmonté ainsi qu'on
» vient de le voir, n'était pas relativement
» aussi volumineux que la poitrine; les
» lombes avaient deux pieds et demi de
» largeur, et les hanches, pourvues d'un
» énorme embonpoint, semblaient faites
» pour soutenir les bras et leur fournir un
» point d'appui. Les cuisses et les jam-
» bes, outre leur grosseur, avaient pour
» caractère bien remarquable d'être
» creusées à de petites distances par des sil-
» lons circulaires et profonds, tels qu'on
» en observe sur les cuisses et les jambes
» des jeunes enfants bien nourris. »

Elle était parvenue à ce degré excessif
d'embonpoint, malgré l'abjection et la
misère où elle vécut la majeure partie de
sa vie. Elle entra à l'hospice pour une
maladie de cœur à laquelle elle suc-
comba. Elle mourut de suffocation; et à

l'ouverture de son corps, on trouva un
cœur volumineux, l'orifice de l'artère
aorte rétréci d'un tiers, les poumons contenant une grande quantité de sang; les
membres supérieurs et inférieurs, surtout le côté gauche sur lequel la malade
avait expiré, étaient infiltrés par une
grande quantité de sérosité mêlée à la
graisse.

Il arrive souvent que la polysarcie n'en-
vahit pas tout le corps, et qu'elle se fixe
de préférence sur certains organes; le plus
souvent elle siége dans les parois de l'ab-
domen, les épiploons et le mésentère.
De là ces ventres volumineux et dispro-
portionnés au reste du corps, qui dans la
marche forcent à porter le corps en arrière, et qui souvent, descendant sur les
cuisses, y déterminent des exulcérations
très-douloureuses. La gorge, chez les fem-

mes, peut aussi parvenir à un accroisse-
ment extraordinaire; les hommes eux-mê-
mes, quelquefois n'en sont pas exempts.
Mais bien que la graisse soit ainsi locali-
sée, nous ne voulons pas dire par là que
les autres parties en soient privées : elles
en contiennent, mais à de moindres
proportions.

D'après ces données, faudra-t-il ranger
l'embonpoint au nombre des maladies?
Ce sera au lecteur à répondre, lorsqu'il
aura pris connaissance des inconvénients,
et des maladies auxquels sont exposées les
personnes affligées de ce mode de vie.

INCONVÉNIENT DE L'OBÉSITÉ.

Les personnes affectées d'obésité voient
la plupart du temps faiblir la force et l'é-
nergie de l'âme. Cette assertion souffre

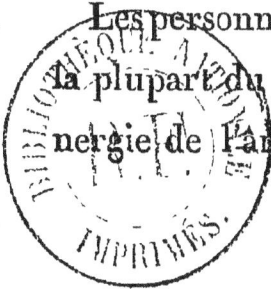

2

cependant de nombreuses exceptions ;
témoin le grand Pompée, dont la corpu-
lence était souvent le sujet des conversa-
tions des dames romaines. Témoin, de
notre siècle, le grand homme qui avait
attaché à son char de triomphe la destinée
de l'Europe.

Si, comme le dit un philosophe
profond de nos jours (1), *l'homme
est une intelligence servie par des organes*, cette intelligence sera moins apte
à remplir ses fonctions intellectuelles,
lorsque les organes destinés à les produire seront pour ainsi dire enrayés par
la matière. Aussi ces personnes sont-elles
très-portées au sommeil. Le repos fait
une partie de leur bonheur ; et pourquoi
ne serait-ce pas ainsi, puisque, lorsqu'elles

(1) M. de Bonald.

marchent, elles se sentent comme accablées
d'un poids considérable? La difficulté de
leurs mouvements, leur lourdeur, rendent leur démarche particulière. Elles se
fatiguent bien plus vite, surtout aux
membres inférieurs, qui ont à soutenir la
masse du corps et qui s'enflent souvent
par la fatigue. Cette dernière arrive facilement ; elle est l'effet naturel de la
raideur et de la difficulté des mouvements
dans la flexion des membres.

Au moindre exercice incommode que
font les personnes grasses, comme monter
des marches, doubler le pas, elles se trou-
vent essoufflées, et sont obligées de s'arrêter pour prendre haleine. Toutes les posi-
tions du corps ne peuvent pas leur con-
venir ; il en est dans lesquelles, à leur dire,
elles suffoquent.

La tendance au sommeil est chez elles

très-fréquente et quelquefois même invincible. J'en ai vu dans des soirées, à
table, même en faisant la conversation,
succomber au sommeil, malgré tous les
efforts qu'elles faisaient pour s'en défen-
dre. Une personne guérie par mes soins m'a
avoué qu'elle avait beau se pincer, se mor-
dre les lèvres, se tenir debout, prendre
du tabac pour combattre son assoupisse-
ment, qu'elle n'y parvenait que pour
quelques minutes; qu'un moment après
elle se sentait encore sous l'influence d'un
pouvoir invincible qui lui fermait les
paupières malgré elle, et qui l'obligeait
de se retirer de la société, et d'aller subir
le joug que lui imposait le sommeil.

L'embonpoint est souvent la cause de
la stérilité chez les dames, et prive des
familles respectables de l'héritier d'un
grand nom et d'une grande fortune. Ici

la décence publique me défend d'entrer dans des explications, et je laisse tomber le voile devant le mystère.

D'autres personnes, aux inconvénients déjà nommés, en joignent un autre non moins désagréable. Je veux parler d'une sueur qui, au moindre exercice, devient abondante au point de pénétrer les habits, d'en détruire le teint, et qui répand une odeur particulière, incommode à la personne elle-même et à celles qui l'entourent.

Je ne sais si je dois ranger au nombre des inconvénients produits par l'obésité, une vieillesse avant l'âge, la perte de la beauté et d'une belle taille chez les dames du monde. Je puis cependant ajouter que le bonheur du ménage dépend souvent des illusions, et que bien des dames versent des larmes dont la source leur aurait été inconnue, si elles avaient pu conserver les charmes qui gagnèrent le cœur de leurs maris.

On ne trouvera pas mauvais que je cite ici un exemple qui fera voir combien ces considérations, futiles en elles-mêmes, influènt cependant sur l'avenir des personnes du sexe.

En 1793, Miss H**, demeurant R... Street, à Londres, avait été dotée par la nature de toutes les faveurs qui peuvent concourir au bonheur d'une jeune personne, naissance illustre, richesses, esprit, physique heureux. Ses parents lui avaient donné une éducation convenable à son rang et à celui qu'elle devait occuper par la suite dans le monde. Le beau teint de sa peau, ses traits nobles et déliés prévenaient en sa faveur les personnes qui la voyaient : et quoique à dix ans elle n'eût pas encore atteint cet âge où la nature se fait un plaisir de déployer sur les jeunes personnes toutes les grâces et tous les charmes qu'elles peuvent acquérir, cependant, par l'esquisse déjà tracée, Miss H... paraissait devoir être la personne la plus accomplie sous tous les rapports.

A l'âge de seize ans, son physique était parvenu à tout le développement dont il paraissait susceptible. Il y avait chez elle un luxe de beauté. Entre une foule d'adorateurs que ses charmes attirèrent près d'elle, elle distingua un cousin éloigné, que lui avaient désigné ses parents, le jeune P**, major dans les blue-horse-guards. Celui-ci n'aurait pas demandé mieux que d'unir aussitôt sa destinée à celle de sa belle parente. Plusieurs fois il avait sollicité cette faveur de ses parents;

mais inutilement. Ils lui répondaient que
leur fille était encore jeune, que dans le
mariage sa bonne constitution pourrait
en souffrir : que d'ailleurs son cœur n'a-
vait pas encore parlé ; que sans doute s'il
parvenait à se faire aimer d'elle, ils seraient loin de contrarier ce penchant ;
mais que si cependant le sort en ordon-
nait autrement, ils aimaient trop leur
fille pour la forcer à se marier contre le
vœu de son cœur. Le major pâlissait en
entendant ces paroles, et le père ajouta
qu'il pouvait se présenter à la maison, que
lui plus que tout autre avait espérance de
succès ; mais que dans tous les cas, il ne
verrait ses vœux accomplis qu'au bout de
cinq ans, c'est-à-dire lorsque sa fille aurait atteint sa vingtième année.

Pendant ce temps-là la guerre éclate
sur le continent, et le major est obligé de

suivre son corps ou de donner sa démis-
sion. Les cinq années d'attente lui au-
raient paru longues, passées à Londres
dans l'oisiveté. Il prend le premier parti.
Avant de quitter la ville, en présence du
père et de la mère, il avoua à Miss que,
dans toutes ses visites, il n'avait eu d'autre but que de lui inspirer les mêmes sentiments d'amour et d'estime qu'il avait
pour elle; qu'il allait partir, courir mille
dangers, essuyer mille fatigues, mais que
rien au monde ne pourra mieux lui faire
oublier les suites fâcheuses de la guerre
que l'idée de savoir qu'il est aimé d'elle, et
qu'à son retour il pourra la conduire à
l'autel. Celle-ci reconnaît en lui les mêmes sentiments qu'elle éprouvait elle-
même depuis longtemps; et, avant de se
séparer, ils se jurèrent tous deux de s'ai-

mer toujours, et de ne point engager à d'autre leur destinée.

Cependant les armes républicaines, triomphantes de tous les partis dans l'intérieur de la France, étaient envoyées sur les frontières pour y repousser l'ennemi. Dans une action meurtrière qui eut lieu près de Cassel, la cavalerie anglaise eut beaucoup à souffrir. Le major eut son cheval tué sous lui et reçut lui-même un coup de feu à la jambe. Il fut transporté à une ambulance pour y recevoir les premiers soins ; et les chirurgiens ayant délibéré longtemps s'il n'en faudrait pas venir à l'amputation, déclarèrent que la guérison se ferait longtemps attendre. Sur ce rapport, le major obtint un congé illimité.

Après cinq ans d'absence il revint à

Londres; mais, épuisé par de longues souffrances et par la suppuration de la blessure, qui avait été abondante, le monde n'avait plus pour lui ce prestige qui embellit les premières années de l'adolescence ; et, dans son corps maigre et décharné, le souvenir de miss H*** ne faisait plus battre son cœur.

Quant à elle, depuis son départ, elle n'avait cessé d'adresser des prières au ciel pour la conservation de ses jours. La douleur qu'elle éprouva d'abord de le voir blessé lui ravissait le sommeil ; mais peu à peu cette douleur s'émoussa par l'habitude de voir le malade, sans que pour cela ses sentiments fussent ni moins vifs ni moins sincères. N'ayant pas égard à la maladie de son futur époux, elle se plaignait de ne pas le voir assez souvent ; elle voyait surtout avec peine qu'il ne l'entretenait plus de ses sentiments, qu'il éludait même les occasions de parler de mariage.

Pour une personne qui aime, un geste, une nuance dans la voix, qui dans une autre circonstance seraient indifférents, disent bien souvent plus que les paroles, et avertissent plus sûrement d'un malheur. Miss, au bout de deux ans, vit le major rétabli, mais sa figure n'était plus éclairée par aucun rayon de joie. Cependant, se disait-elle en elle-même, le major est bien portant, d'où vient qu'il ne pense presque plus à moi? que signifie cette froideur? qu'est devenu son empressement? Elle terminait ces réflexions en pleurant. C'était tout ce qu'elle pouvait faire.

Le père de miss H*** avait aussi remarqué dans le major les mêmes changements. Tous étaient à chercher les raisons qu'il avait d'en agir ainsi, lorsqu'un jour, dans la conversation, il lui échappa de dire que toujours il avait éprouvé malgré lui de l'aversion pour les personnes qui avaient de l'embonpoint. C'en fut assez : miss H***, qui avait acquis de l'embonpoint et qui, à l'âge de vingt-trois ans, avait l'extérieur d'une personne de trente-trois, comprit tout de suite qu'elle n'était plus en faveur dans l'esprit du major.

Dans les grands malheurs, on doute quelquefois. Ce doute est tantôt une illusion qu'on cherche à se faire, tantôt c'est un je ne sais quoi plus cruel que le mal lui-même.

Que faire? elle dissimula, mais elle ne put le faire de manière à cacher à sa mère le ver rongeur qui minait ses jours.

Celle-ci parle de sa situation à son mari,
qui va trouver le major dans l'espoir
d'arrêter le jour de l'hymen. A peine le
mot de mariage est-il sorti de sa bouche :
« Quand vous voudrez, lui répond froi-
dement le major ; je le dois, je suis en-
gagé par ma parole d'honneur. » Le père,
stupéfait d'un tel langage, après un moment de silence, lui répond : « Si c'est
pour obéir à l'honneur, et non à l'impul-
sion de votre cœur, que vous voulez
épouser votre cousine, je vous dégage de
votre parole d'honneur au nom de ma
fille. Major, vous êtes libre. »

Le père, de retour chez lui, fait part
à sa fille de l'explication qu'il vient d'a-
voir avec le major et la force de lui écrire
une lettre pour lui ratifier ce qu'il venait
d'avancer. Celle-ci aurait bien voulu
avoir une entrevue avec celui en qui elle

avait déposé toutes les affections de son âme; mais l'ordre de son père était formel, il fallait obéir. Tandis qu'elle écrivait, sa main était tremblante, sa poitrine se soulevait avec effort; plusieurs fois elle passa la main devant ses yeux, comme pour dissiper un brouillard qu'elle voyait se former. La plume enfin lui tombe des mains; sa tête, après avoir chancelé des deux côtés, tombe sur sa poitrine. Miss H*** n'était plus... tous les efforts des médecins pour la rendre à la vie furent inutiles. Trois jours après, on fit l'ouverture du corps, et on trouva qu'un vaisseau sanguin qui s'était ouvert dans le cerveau l'avait foudroyée d'une apoplexie.

MALADIES PRODUITES PAR L'OBÉSITÉ.

Le père de la médecine a dit, il y a biens des siècles (aph, 44, section 2), que les individus doués d'un grand embonpoint étaient plus exposés à mourir subitement que ceux qui sont maigres.

L'apoplexie est donc l'ennemi le plus terrible qu'aient à craindre les personnes en question ; et comment n'en serait-il pas ainsi lorsque les organes de la respiration et la circulation continuellement gênés par la surabondance de graisse qui les environne, ne peuvent exécuter ou plutôt n'exécutent qu'avec peine leurs fonctions ?

Chez ces personnes la moindre indisposition amène une maladie ; ces maladies ont toujours plus de gravité, suite naturelle du désordre qui règne dans la respiration et la circulation.

Sans doute l'apoplexie se manifeste chez des personnes d'une constitution opposée, mais ces cas sont très-rares, et on peut dire que l'apoplexie est la maladie favorite des obèses. Qu'ils se tiennent donc sur leur garde, surtout lorsqu'ils éprouvent une forte tendance au sommeil.

Les maladies du cœur sont aussi à craindre chez les obèses, et on conçoit que, cet organe étant le principal agent de la circulation, et celle-ci étant entravée dans ses différents points par l'accumulation de la graisse ne remplira pas ses fonctions normalement. Tantôt largement dilaté par une forte colonne de sang déversé dans ses ventricules, tantôt se contractant difficilement, parce

qu'il ne peut avoir de prise sur une petite quantité de sang qu'il reçoit, il se
ressentira de cette irrégularité de fonctions, et contractera une maladie. Cette
maladie sera d'autant plus à craindre que
souvent elle se développera comme à la
sourdine, et qu'ainsi elle ne sera dénon-
cée au médecin que, lorsqu'elle aura
fait de grands ravages; de plus, son traitement ne sera pas toujours suivi d'heureux résultats.

Il existe encore une maladie particulière aux personnes qui ont de l'embonpoint, je veux parler des lipomes. Les
lipomes sont des tumeurs de graisse con-
densée et enveloppée dans un kyste, ou
poche membraneuse, que la nature leur
donne; ces lipomes pouvant acquérir de
fortes dimensions, demandent bien souvent à être enlevés avec l'instrument :

je dois ajouter qu'ils ne sont dangereux qu'autant qu'ils gênent un organe essentiel à la vie.

Bornons là le cadre des maladies produites par la polysarcie ou embonpoint. Il en est sans doute d'autres, qui se développent sous l'influence de cette constitution, mais nous n'en parlerons pas, parce qu'elles peuvent être attribuées à une simple coïncidence.

CAUSES DE L'OBÉSITÉ.

Vouloir déterminer la condition organique sous l'influence de laquelle se manifeste la polysarcie serait vouloir avancer une hypothèse gratuite. Citer les circonstances qui accompagnent cette disposition du corps, n'est point déterminer les causes, car, ces considérations

mises.à part, la tendance à l'embonpoint
est souvent si prononcée, que celui-ci se développe dans des circonstances qui pour-
raient en empêcher le développement.

Toutefois on est porté à croire que
lorsque une cause organique existe dans
le corps, cette cause est développée et
mise au jour par des conditions relatives
au tempérament, aux professions, au climat, à la manière de vivre et à des modifications du corps.

Le tempérament lymphatique est celui
sous lequel se développe le plus souvent
l'obésité : et comme ce tempérament se
rencontre plus souvent chez les femmes
que chez les hommes, celles-ci sont plus
souvent affectées d'obésité ; les personnes
de ce tempérament ont assez de sang-
froid dans tout ce qu'elles font, et ne
sont point sujettes aux vives émotions de

l'âme ; de plus les femmes, celles surtout qui jouissent de cette tranquillité d'esprit que procurent l'aisance et le contentement du ménage, celles-là, dis-je, y sont plus exposées.

Certaines professions, comme celles de boucher et de charcutier, fournissent aussi des cas fréquents d'obésité. Il est probable que ces derniers doivent cet embonpoint aux émanations animales au milieu desquelles ils vivent, car si les émanations du vin qu'on soutire suffisent pour produire l'ivresse, pourquoi aussi les émanations animales ne contribueraient-elles pas à nourrir le corps ?

L'équitation la produit quelquefois : il n'est pas rare de voir des officiers de cavalerie ou même de simples soldats de cette arme incommodés par trop d'embonpoint.

Certains climats prédisposent aussi beaucoup à l'affection qui nous occupe. Plus on s'éloigne de la ligne équatoriale, en remontant vers le nord, plus on voit augmenter le nombre des obèses. Les peuples du Nord, dont les pores sont continuellement resserrés par le froid, perdent peu par la transpiration ; ils respirent une atmosphère humide, qui les dispose puissamment au tempérament lymphatique ; les nerfs, chez eux, étant comme empâtés de graisse, produisent ce phlegme qui leur fait traiter toutes choses avec une certaine indifférence. Chez les personnes du Midi, au contraire, il se fait une grande déperdition par la transpiration cutanée ; les nerfs, étant débarrassés de masses graisseuses, font que chez eux les élans de l'âme sont rapides et les passions impétueuses. Prenons pour termes de comparaison le Hollandais et l'Arabe.

Le premier, dans sa propre et élégante demeure, la pipe à la bouche, ou devant une bonne table, voit couler ses jours dans une paisible langueur. Ses mouvements, ses paroles, tout est mesuré et compassé ; la fibre molle etr elâchée produit facilement la fatigue, et celle-ci appelle le sommeil, qui chez lui est assez prolongé. Une nourriture alimentaire et succulente, une boisson, la bière, contenant des principes amilacés, viennent entretenir ce corps, qui se trouve dans les conditions les plus favorables pour en profiter.

Jetez maintenant les yeux sur l'Arabe : voyez cette attitude ferme, ces traits énergiques. Chez lui, la fibre sèche et tendue le rend preste à tous les mouvements; son corps est comme un volcan de passions. Chez lui tout est extrême, le vice comme la vertu. Le même Arabe, hospitalier chez lui, est cruel envers le voyageur qu'il rencontre. Sa nourriture est faible et grossière, le lait des chameaux et la chair de cheval. A peine cet enfant du désert a-t-il reposé sur la dure quelques heures, que le coursier, son noble et fidèle compagnon, frappe la terre de ses pieds, hennit au point du jour, et l'invite à aller fendre la plaine.

D'où je conclus que la bonne chère, le sommeil prolongé, le défaut d'exercice, joints aux influences du climat et des professions, contribuent infiniment à produire l'obésité.

Enfin une modification du corps produit aussi l'embonpoint : c'est cet état où les Orientaux réduisent les hommes qu'ils donnent pour gardiens aux femmes dans leurs sérails.

MOYENS DE PRÉVENIR ET COMBATTRE L'OBÉSITÉ.

Il est rare que l'homme reste tel qu'il est sorti des mains de la nature : les usages, la manière de vivre, le climat, des accidents, peuvent venir modifier sa constitution et son physique. Certains peuples placent la beauté dans certaines modifications qu'ils font subir au corps. Le nez aplati chez les Nigritiens, le tatouage des Zélandais, l'obésité chez les Chinois, sont des traits de beauté parmi ces différents peuples. C'est tout le contraire chez les Européens.

Si un enfant, venant au monde, a des vices dans son organisation, l'art peut les corriger ; s'il en contracte dans la

4

suite des temps, l'art vient encore à son secours avec succès. La science est parvenue à redresser le pied bot et la gibbosité la plus prononcée; pourquoi ne triompherait-elle pas de l'obésité, qui dans l'échelle nosologique est bien au-dessous de ces dernières affections? Ce sont-là les réflexions que nous avons faites avant d'entreprendre nos recherches sur les causes de l'obésité et sur les moyens d'y obvier et de la combattre.

Certaines personnes emploient le vinaigre et de forts drastiques pour diminuer l'embonpoint; mais ces moyens sont toujours nuisibles, quelquefois même dangereux, en ce qu'ils déterminent des gastrites et des entérites, souvent rebelles aux moyens de l'art; de plus, ils produisent toujours un teint de peau jaune et blafard.

Le premier moyen à mettre en usage pour prévenir ou diminuer l'embonpoint, c'est d'éviter les circonstances qui tendent à le faire développer, circonstances dont nous avons parlé plus haut ; mais ces moyens étant insuffisants pour arrêter l'embonpoint, comment agir sur la cause organique, qui échappe à nos investigations? Voici le fil par lequel nous nous sommes guidés dans cette route ténébre use.

On ne connaît pas la cause des fièvres, on connaît les circonstances sous lesquelles elle se développe, et cependant on les détruit. En détruisant les effets on atteint la cause ; et lorsque les effets ne paraissent plus, on est porté à croire que la cause elle-même à été détruite. Eh bien, nous sommes-nous dit, agissons sur le système lymphatique, bouchons ces réservoirs de graisse qui sont dans le tissu adipeux, le système lymphatique corrigé ou amendé, la graisse sera sécrétée en moindre quantité; et celle qui surviendra, n'ayant pas de lieu où se déposer, sera obligée de suivre le cours des autres sécrétions.

Basant nos recherches sur ces idées, nous avons fait successivement plusieurs essais sur les animaux, et au bout de six ans de recherches mille fois répétées, nous avons trouvé des substances qui ne laissent rien à désirer pour leur efficacité. Le mérite de la découverte est dû à mon confrère, le docteur Pelleport, avec qui nous nous étions associés dans nos investigations. Le dernier résultat obtenu sur les animaux est celui-ci :

Nous avons pris deux chiens, l'un gras et l'autre maigre; à chacun d'eux nous avons donné la même nourriture très-nourrissante et très-abondante ; dans cette nourriture nous avons mis même dose de substances médicales. Au bout de deux mois, malgré le défaut d'exercice, le premier a eu perdu toute sa graisse et est devenu très-maigre, le second est resté maigre, tel qu'il était au commencement du traitement.

Enfin nous nous sommes assurés de l'innocuité de ces substances en les prenant nous-mêmes ; nous les avons portées à des doses assez élevées, sans éprouver le moindre inconvénient, et, nous étant bientôt aperçus de leur mode d'action, nous nous sommes hâtés de les interrompre, vu que nous n'avions pas besoin de maigrir davantage.

On se demande déjà quelles sont ces substances que nous employons. Bien

que les maladies soient rangées par familles, cependant, chez les individus de
ces mêmes familles, il existe des nuances
qui font que chaque maladie a un caractère différentiel. Ainsi, dans l'échelle
zoologique, l'espèce humaine a des traits
qui la mettent hors des classes des animaux; mais chaque individu a ses traits
particuliers qui le font distinguer de ses
semblables. D'après ces réflexions, nous
répondrons que la dose et le mode d'administration variant selon les tempéraments, les âges, les sexes, les habitudes
et la manière de vivre, nous ne pouvons
tracer ici le mode de traitement adapté à
chaque nuance. Nous aurions, d'ailleurs,
à craindre de n'être pas compris en tout
par nos lecteurs, et de cette manière de
ne pas remplir leur attente, puisque le
succès dépend des soins qu'on apporte à

la combinaison et à l'administration de ces substances.

Nous avons mis déjà en traitement plusieurs personnes ; et dans trois mois, nous avons vu disparaître, sous l'influence d'une sage médication, l'obésité la plus prononcée et la plus considérable, sans qu'il soit survenu le moindre dérangement dans la santé de ces personnes, les unes nous ont dit qu'elles recommençaient une nouvelle vie ; les autres, qu'elles étaient plus dégagées et qu'elles se sentaient délivrées d'entraves qui arrêtaient leurs facultés physiques et morales, et toutes, qu'elles n'éprouvaient plus de tendance au sommeil.

C'est à leur vive sollicitation que nous nous sommes décidés à faire jouir le public du fruit de nos recherches : et puissent ceux de nos concitoyens, qui en feront

.usage, avouer, comme les personnes gué-
ries de leur embonpoint, que, si d'abord
nous n'avons pas eu toute leur confiance,
nous avions, néanmoins, mérité de la
posséder tout entière.

NOTA. Le docteur donne ses consultations rue de la
CHAUSSÉE-D'ANTIN, 50, de 7 heures à 9 du soir. —
On peut s'adresser à lui par lettre ; celles qui ne sont
pas affranchies ne sont pas reçues.

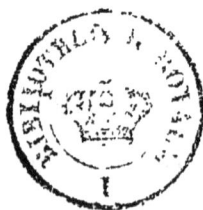

Imprimerie d'A. ÉVERAT et Cᵉ, rue du Cadran, 16.

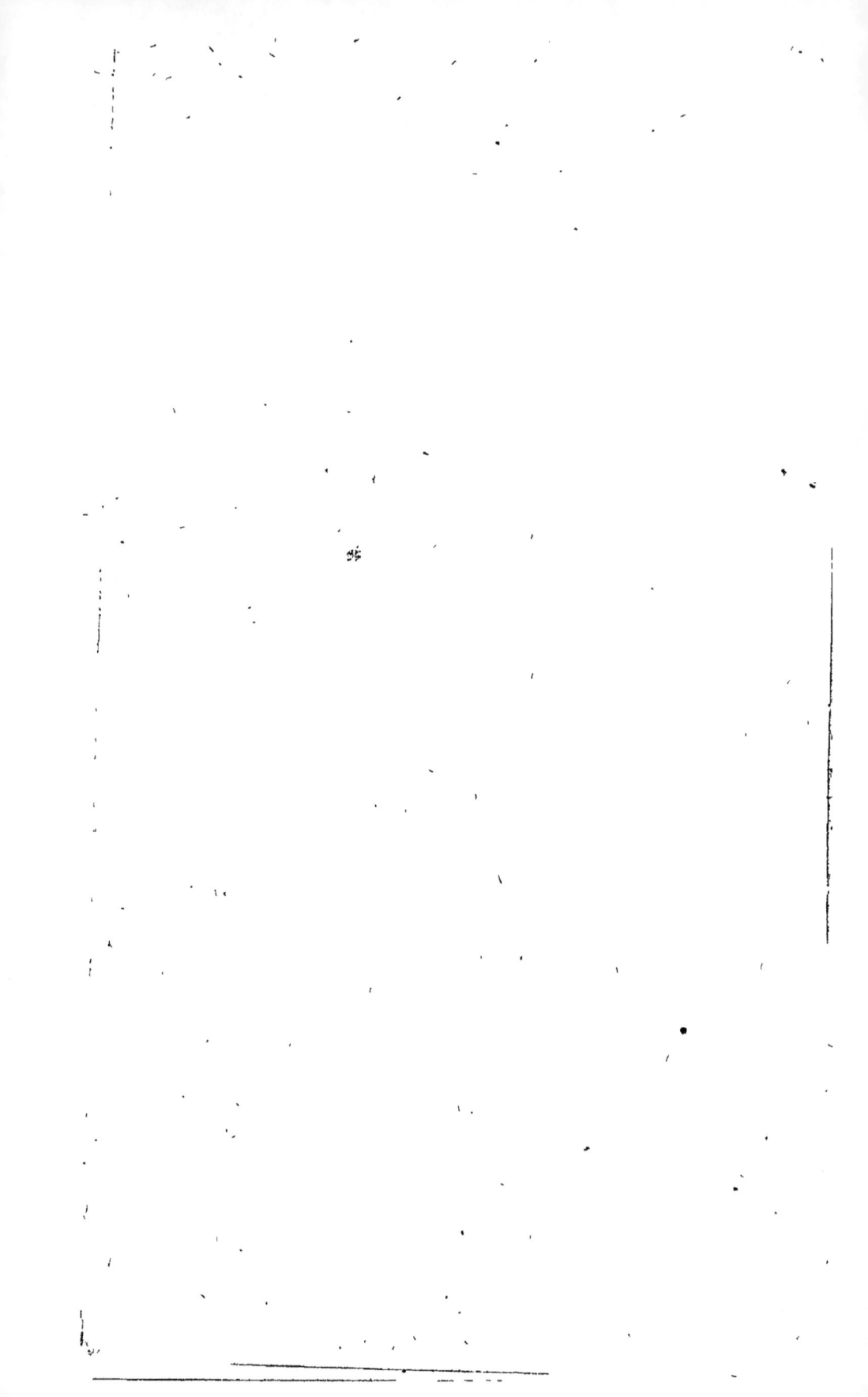

www.ingramcontent.com/pod-product-compliance
Lightning Source LLC
Chambersburg PA
CBHW050547210326
41520CB00012B/2744